Osvežujoče solate 2023

enostavnih receptov za zdrave in okusne solate, ki bodo popestrile vašo prehrano

Anze Pirc

Kazalo

Fatoosh 9

Ostra solata s hruško in modrim sirom 11

Pikantna italijanska solata 13

Cezarjeva solata II 15

Solata s pršutom in karameliziranimi hruškami ter orehi 17

Solata Romaine in mandarin z makovim prelivom 19

Hišna solata v slogu restavracije 21

Špinačna solata 23

Špinačna solata Super Seven 25

Lepa solata 26

Špinača in orzo solata 27

Solata z jagodami, kivijem in špinačo 29

Solata iz špinače in granatnega jabolka 30

Špinačna solata s poprovim želejem 31

Super enostavna solata iz špinače in rdeče paprike 32

Špinačna solata lubenica-meta 33

Lepa solata z granatnim jabolkom 35

Jabolčno-mandljeva hrustljava solata 36

Mandarina, gorgonzola in mandljev užitek 37

Premešana solata Romaine in pomaranč 38

Solata, ki povzroča odvisnost 39

Listna solata z granatnim jabolkom, sončničnimi semeni in narezanimi mandlji 41

Feta solata iz granatnega jabolka z limoninim dijonskim vinaigretom . 43

Solata z rukolo, koromačem in pomarančo	45
Avokado, lubenica, špinačna solata	46
Solata iz avokada, ohrovta in kvinoje	47
Solata iz bučk s posebnim prelivom	49
Solata iz zelenjave in slanine	51
Hrustljava kumarična solata	53
Barvita solata iz zelenjave in sira	54
Kremna kumarična solata	56
Solata s slanino in brokolijem	58
Solata iz zelenjave in koruznega kruha	60
Solata iz fižola in zelenjave	62
Koruzna in olivna solata	64
Koruzna solata	66
Sveža madžarska solata	68
Popolna mešanica paradižnika, kumare in čebule	70
Klasična kumarična solata	72
Paradižnikova solata s češnjevim dodatkom	74
Špargljeva solata	76
Testenine in Black Eyed Peas v solati	78
Solata iz špinače in rdeče pese	80
Krompirjeva solata z balzamičnim kisom	82
Marinirana paradižnikova solata	84
Okusna brokolijeva solata	86
Koruzna solata z italijanskim prelivom	88
Solata s šparglji in papriko	89
Solata s paradižnikom in baziliko	91
Barvita vrtna solata	93

Solata z gobami	95
Solata iz kvinoje, mete in paradižnika	97
Recept za solato iz kislega zelja	99
Hitra kumarična solata	101
Paradižnikove rezine s kremnim prelivom	103
Solatni krožnik iz pese	104
Solata s piščancem in špinačo	106
Nemška kumarična solata	108
Barvita citrusna solata z edinstvenim prelivom	110
Solata iz krompirja, korenja in pese	112
Piščanec Satay Bolj zdrava solata Sammies	113
Kleopatrina piščančja solata	115
Tajsko-vietnamska solata	117
Božična solata Cobb	119
Solata iz zelenega krompirja	122
Zažgana koruzna solata	125
Solata iz zelja in grozdja	127
Citrusova solata	129
Sadna in zelena solata	131
Solata iz jabolk in zelene solate	133
Solata s fižolom in papriko	135
Solata s korenčkom in datlji	137
Kremni poper preliv za solato	138
Havajska solata	140
Zažgana koruzna solata	142
Solata iz zelja in grozdja	144
Citrusova solata	146

Sadna in zelena solata	148
Curry piščančja solata	150
Jagodno špinačna solata	152
Sladka restavracijska solata	154
Klasična makaronova solata	156
Roquefort hruška solata	158
Barbieina tunina solata	160
Praznična piščančja solata	162
Mehiška fižolova solata	164
Solata s testeninami Bacon Ranch	166
Rdeča krompirjeva solata	168
Solata iz črnega fižola in kuskusa	170
Grška piščančja solata	172
Elegantna piščančja solata	174
Piščančja solata s sadnim curryjem	176
Čudovita piščančja curry solata	178
Pikantna korenčkova solata	180
Azijska jabolčna slasta	182
Solata iz buč in orzo	184
Solata s sadjem vodne kreše	186
Cesarska solata	188
Piščančja mango solata	190
Pomarančna solata z mocarelo	192
Solata s tremi fižoli	194
Miso tofu solata	196
Solata iz japonske redkvice	198
Jugozahodni Cobb	200

Testenine Caprese 202

Solata iz dimljene postrvi 204

Jajčna solata s fižolom 206

Ambrozija solata 207

Solata z rezinami 209

Španska solata pimiento 211

Solata mimoza 213

Klasični Waldorf 215

Solata iz črnega graha 217

Fatoosh

Sestavine:

Spremenite obroke

2 pita kruha

8 listov rimske solate, natrganih na majhne koščke

2 zeleni čebuli, sesekljani

1 kumara, sesekljana

3 na kolesca narezan paradižnik

1 strok česna, olupljen in sesekljan

2 žlici. Ruj v prahu

¼ skodelice limoninega soka

¼ skodelice olivnega olja

1 čajna žlička Sol

¼ žličke Mleti črni poper

¼ skodelice sesekljanih listov mete

Metoda

Pečico segrejte na 350 stopinj F, 175 stopinj C. Pecite pite 5 do 10 minut v predhodno ogreti pečici, dokler ne postanejo hrustljave. Razlomite na koščke velikosti grižljaja. V veliki skledi zmešajte popečene kose pite, zeleno čebulo, solato, kumare in paradižnik. Postrezite takoj.

Uživajte!

Ostra solata s hruško in modrim sirom

Sestavine

1/3 skodelice kečapa

½ skodelice destiliranega belega kisa

¾ skodelice belega sladkorja

2 žlički Sol

1 skodelica repičnega olja

2 glavici rimske solate, sesekljani

4 unče zdrobljenega modrega sira

2 hruški, olupljeni, strženi in narezani

½ skodelice praženih sesekljanih orehov

½ rdeče čebule, sesekljane

Metoda

V majhni skledi dobro premešamo kečap, sladkor, kis in sol. Med nenehnim mešanjem postopoma prilivajte olje, dokler se dobro ne premeša. V veliko servirno skledo stresite solato, modri sir, hruške, orehe in rdečo čebulo. Solato prelijemo s prelivom in premešamo.

Uživajte!

Pikantna italijanska solata

Sestavine:

½ skodelice olja Canola

1/3 skodelice pehtranovega kisa

1 žlica Beli sladkor

1 rdeča paprika, narezana na trakove

1 nariban korenček

1 Na tanke rezine narezana rdeča čebula

¼ skodelice črnih oliv

¼ skodelice zelenih oliv brez koščic

½ skodelice narezane kumare

2 žlici. Nariban sir Romano

Mleti črni poper po okusu

Metoda

V srednje veliki posodi zmešajte olje oljne repice, sladkor, suho gorčico, timijan in česen. V veliki skledi zmešajte solato, rdečo papriko, korenček, rdečo čebulo, srčke artičok, črne olive, zelene olive, kumare in sir Romano. Postavite v hladilnik za 4 ure, lahko tudi čez noč. Začinimo s poprom in soljo. Postrežemo ohlajeno.

Uživajte!

Cezarjeva solata II

Sestavine:

1 glava zelene solate

2 skodelici krutonov

1 limonin sok

1 črtica Worcestershire omake

6 strokov česna, mletega

1 žlica Dijonska gorčica

½ skodelice olivnega olja

¼ skodelice naribanega parmezana

Metoda

Zdrobite krutone v globoki skledi za mešanje. Odstavite. V skledi zmešajte gorčico, limonin sok in Worcestershire omako. Z mešalnikom temeljito zmešajte in počasi dodajajte olivno olje, dokler ni kremasto. Solato prelijemo s prelivom. Dodajte krutone in sir ter dobro premešajte. Postrezite takoj.

Uživajte!

Solata s pršutom in karameliziranimi hruškami ter orehi

Sestavine:

2 skodelici pomarančnega soka

2 žlici. Rdeči vinski kis

2 žlici. drobno sesekljano rdečo čebulo

1 žlica Beli sladkor

1 žlica belo vino

1 skodelica polovic orehov

½ skodelice belega sladkorja

¼ skodelice vode

¾ skodelice deviškega ekstra oljčnega olja

1 žlica maslo

2 hruški – olupljeni, razrezani in narezani na kolesca

Pršut, narezan na tanke trakove - 1/4 funta

2 romski srčki, oprani in natrgani

Metoda

V srednji ponvi najprej segrejte pomarančni sok na srednje močnem ognju, pogosto mešajte, dokler se ne zmanjša za 1/4. Dodajte v mešalnik skupaj s kisom, čebulo, sladkorjem, vinom, soljo in poprom. V ponvi proti prijemanju na zmernem ognju stopite maslo, medtem ko mešajte pri nizki hitrosti, odstranite pokrovček in počasi pokapljajte olivno olje, da preliv postane emulgiran. Dodamo sladkor in vodo ter ob stalnem mešanju kuhamo. Na maslu 3 minute pražimo hruške in orehe. Odstranite z ognja in odstavite, da se ohladi. Dodajte vinaigrette. Zdaj postrezite na velikem italijanskem krožniku.

Uživajte!

Solata Romaine in mandarin z makovim prelivom

Sestavine:

6 rezin slanine

1/3 skodelice jabolčnega kisa

¾ skodelice belega sladkorja

½ skodelice grobo sesekljane rdeče čebule

½ žličke Suha gorčica v prahu

¼ žličke Sol

½ skodelice rastlinskega olja 1 žlička. Makova semena

10 skodelic natrganih listov rimske solate

10 unč odcejenih pomarančnih delov mandarine

¼ skodelice opečenih narezanih mandljev

Metoda

V ponvi prepražimo slanino. Odcedimo, zdrobimo in odstavimo. V posodo mešalnika dajte kis, sladkor, rdečo čebulo, gorčico v prahu in sol. Zmanjšajte hitrost mešalnika na srednje nizko. Vmešajte mak, zdaj mešajte, dokler ni preliv kremast. V veliko skledo stresite romaine z nadrobljeno slanino in mandarinami. Prelijemo s prelivom in takoj postrežemo.

Uživajte!

Hišna solata v slogu restavracije

Sestavine:

Spremenite obroke

1 Romaine Velika glavnata solata - oplaknjena, posušena in natrgana na koščke

4 unče Jar pimento narezane paprike, odcejene

2/3 skodelice ekstra deviškega oljčnega olja

1/3 skodelice rdečega vinskega kisa

1 čajna žlička Sol

1 ledena gora z veliko glavo - oplaknena, posušena in natrgana na koščke

14 unč srčkov artičoke, odcejenih in na četrtine narezanih

1 skodelica narezane rdeče čebule

¼ žličke Mleti črni poper

2/3 skodelice sira - nariban parmezan

Metoda

Vse sestavine združite v skledo in dobro premešajte. Postrezite takoj.

Uživajte!

Špinačna solata

Sestavine:

Spremenite obroke

½ skodelice belega sladkorja

1 skodelica rastlinskega olja

2 žlici. Worcestershire omaka

1/3 skodelice kečapa

½ skodelice belega kisa

1 majhna sesekljana čebula

1 funt špinače - oplaknjene, posušene in natrgane na velike koščke

4 unče narezanega odcejenega kostanja

5 rezin slanine

Metoda

Vse sestavine združite v skledo in dobro premešajte. Postrezite takoj.

Uživajte!

Špinačna solata Super Seven

Sestavine:

6 unč Paket listov mlade špinače

1/3 skodelice sira Cheddar v kockah

1 olupljeno jabolko Fuji, brez peščic in narezano na kocke

1/3 skodelice drobno sesekljane rdeče čebule

¼ skodelice sladkanih posušenih brusnic

1/3 skodelice blanširanih narezanih mandljev

3 žlice. Makov solatni preliv

Metoda

Vse sestavine združite v skledo in dobro premešajte. Postrezite takoj.

Uživajte!

Lepa solata

Sestavine:

8 skodelic listov mlade špinače

11 unč lahko mandarine odcejene pomaranče

½ srednje srednje rdeče čebule, ločeno narezane na kolobarje

1 skodelica feta zdrobljenega sira

1 skodelica vinaigrette Balzamični solatni preliv

1 ½ skodelice sladkanih posušenih brusnic

1 skodelica v medu praženih narezanih mandljev

Metoda

Vse sestavine združite v skledo in dobro premešajte. Postrezite takoj.

Uživajte!

Špinača in orzo solata

Sestavine:

16 unč Paket nekuhanih orzo testenin

10 unč pakiranja drobno sesekljanih listov mlade špinače

½ funta zdrobljenega feta sira

½ rdeče sesekljane čebule

¾ skodelice pinjol

½ žličke Posušena bazilika

¼ žličke Mleti beli poper

½ skodelice olivnega olja

½ skodelice balzamičnega kisa

Metoda

Velik lonec rahlo osoljene vode zavremo. Prenesite v veliko skledo in vmešajte špinačo, feto, čebulo, pinjole, baziliko in beli poper. Dodamo orzo in kuhamo 8 do 10 minut, odcedimo in splaknemo s hladno vodo. Prelijemo z oljčnim oljem in balzamičnim kisom. Ohladite in postrezite hladno.

Uživajte!

Solata z jagodami, kivijem in špinačo

Sestavine:

2 žlici. Malinov kis

2 ½ žlici. Malinova marmelada

1/3 skodelice rastlinskega olja

8 skodelic špinače, oprane in natrgane na majhne koščke

½ skodelice sesekljanih orehov

8 Na četrtine narezane jagode

2 Olupljena in narezana kivija

Metoda

Vse sestavine združite v skledo in dobro premešajte. Postrezite takoj.

Uživajte!

Solata iz špinače in granatnega jabolka

Sestavine:

1, 10 unča vrečka listov špinače, opranih in odcejenih

1/4 rdeče čebule, zelo tanko narezane

1/2 skodelice orehovih kosov

1/2 skodelice zdrobljene fete

1/4 skodelice kalčkov lucerne, neobvezno

1 granatno jabolko, olupljeno in izločeno seme

4 žlice. balzamični vinaigrette

Metoda

Špinačo damo v solatno skledo. Na vrh potresemo rdečo čebulo, orehe, feto in kalčke. Po vrhu potresemo semena granatnega jabolka in pokapljamo z vinaigrette.

Uživajte!

Špinačna solata s poprovim želejem

Sestavine:

3 žlice. Blagi poprov žele

2 žlici. Olivno olje

1/8 žličke Sol

2 skodelici listov mlade špinače

2 unči narezanega kozjega sira

1/8 žličke Dijonska gorčica

Metoda

Vse sestavine združite v skledo in dobro premešajte. Postrezite takoj.

Uživajte!

Super enostavna solata iz špinače in rdeče paprike

Sestavine:

¼ skodelice olivnega olja

6 unč pakiranja baby špinače

½ skodelice sira - nariban parmezan

¼ skodelice riževega kisa

1 sesekljana rdeča paprika

Metoda

Vse sestavine združite v skledo in dobro premešajte. Postrezite takoj.

Uživajte!

Špinačna solata lubenica-meta

Sestavine:

1 žlica Makova semena

¼ skodelice belega sladkorja 10 unč Vrečka listov špinače

1 skodelica jabolčnega kisa

¼ skodelice Worcestershire omake

½ skodelice rastlinskega olja

1 žlica sezamovo seme

2 skodelici lubenice, narezane na kocke

1 skodelica drobno sesekljanih listov mete

1 majhna, na tanke rezine narezana rdeča čebula

1 skodelica sesekljanih opečenih pekanov

Metoda

Vse sestavine združite v skledo in dobro premešajte. Postrezite takoj.

Uživajte!

Lepa solata z granatnim jabolkom

Sestavine:

10 unč Pločevinka odcejenih mandarin

10 unč listov mlade špinače

10 unč listov rukole

1 Olupljeno granatno jabolko in ločena semena

½ rdeče narezane čebule

Metoda

Vse sestavine združite v skledo in dobro premešajte. Postrezite takoj.

Uživajte!

Jabolčno-mandljeva hrustljava solata

Sestavine:

10 unč pakiranja mešane zelene solate

½ skodelice narezanih mandljev

½ skodelice zdrobljenega feta sira

1 skodelica tarte narezanega jabolka s peščico

¼ skodelice narezane rdeče čebule

¼ skodelice zlatih rozin

1 skodelica malinovega vinaigrette solatnega preliva

Metoda

Vse sestavine združite v skledo in dobro premešajte. Postrezite takoj.

Uživajte!

Mandarina, gorgonzola in mandljev užitek

Sestavine:

½ skodelice blanširanih narezanih mandljev, suho praženih

1 skodelica sira Gorgonzola

2 žlici. Rdeči vinski kis

11 unč mandarin, sok pridržan

2 žlici. Rastlinsko olje

12 unč mešane zelene solate

Metoda

Vse sestavine združite v skledo in dobro premešajte. Postrezite takoj.

Uživajte!

Premešana solata Romaine in pomaranč

Sestavine:

½ skodelice pomarančnega soka

1 velika glavnata solata - natrgana, oprana in posušena

3 pločevinke mandarin

½ skodelice narezanih mandljev

3 žlice. Olivno olje

2 žlici. Rdeči vinski kis

½ žličke Mleti črni poper

¼ žličke Sol

Metoda

Vse sestavine združite v skledo in dobro premešajte. Postrezite takoj.

Uživajte!

Solata, ki povzroča odvisnost

Sestavine:

1 skodelica majoneze

½ skodelice sveže naribanega sira

½ skodelice naribanega korenja

¼ skodelice svežega sira - nariban parmezan

2 žlici. Beli sladkor

10 unč pakiranja mešanice spomladanske solate

½ skodelice majhnih cvetov cvetače

½ skodelice slanine

Metoda

V majhni skledi 1/4 skodelice parmezanskega sira in sladkorja zmešajte majonezo, dokler se pravilno ne zmešata. Pokrijte, nato pa pustite čez noč v hladilniku. V veliki servirni skledi zmešajte solato, koščke slanine, 1/2 skodelice korenčka, parmezan, cvetačo. Tik pred serviranjem zmešajte z ohlajenim prelivom.

Uživajte!

Listna solata z granatnim jabolkom, sončničnimi semeni in narezanimi mandlji

Sestavine:

½ funta ohrovta

1 ½ skodelice semen granatnega jabolka

5 žlic. Balzamični kis

3 žlice. ekstra deviško olivno olje

2 žlici. Sončnična semena

1/3 skodelice narezanih mandljev

5 žlic. Rižev kis, začinjen z rdečo papriko

Sol po okusu

Metoda

Ohrovt operemo in otresemo odvečno vodo. Liste sesekljajte, dokler niso drobni, a še vedno rahlo listnati. Narezane mandlje, sesekljan ohrovt, semena granatnega jabolka in sončnična semena zmešamo v veliki skledi; premetavanje združiti. Odstranite sredinska rebra in stebla. Mešanico oljčnega olja, riževega kisa in balzamičnega kisa razpršimo po mešanici ohrovta in premešamo. Za serviranje je začinjeno s soljo.

Uživajte!

Feta solata iz granatnega jabolka z limoninim dijonskim vinaigretom

Sestavine:

10 unč pakiranja mešane otroške zelenjave

8 unč paket zdrobljenega feta sira

1 limona z lupino in sokom

1 čajna žlička Dijonska gorčica

1 Olupljeno granatno jabolko in ločena semena

3 žlice. Rdeči vinski kis

3 žlice. Ekstra deviško olivno olje

Sol in poper po okusu

Metoda

Solato, feta sir in semena granatnega jabolka damo v veliko skledo za mešanje. Nato v veliki ločeni skledi zmešajte limonin sok in lupinico, kis, gorčico, sol, olivno olje in poper. Mešanico prelijemo po solati in premešamo. Zdaj takoj postrezite, da se poglobi.

Uživajte!

Solata z rukolo, koromačem in pomarančo

Sestavine:

½ žličke Mleti črni poper

¼ skodelice olivnega olja

1 šopek rukole

1 žlica srček

1 žlica Limonin sok

½ žličke Sol

2 Olupljena in narezana pomaranča

1 čebulica tanko narezana čebulica komarčka

2 žlici. Narezane črne olive

Metoda

Združite vse sestavine v veliki skledi in dobro premešajte. Postrezite takoj.

Uživajte!

Avokado, lubenica, špinačna solata

Sestavine:

2 velika olupljena, izkoščičena in narezana avokada

4 skodelice narezane lubenice

4 skodelice listov špinače

1 skodelica vinaigrette Balzamični solatni preliv

Metoda

Združite vse sestavine v veliki skledi in dobro premešajte. Postrežemo ohlajeno.

Uživajte!

Solata iz avokada, ohrovta in kvinoje

Sestavine

2/3 skodelice kvinoje

1 šopek ohrovta narezan na grižljaj

½ avokada, olupljenega in narezanega na kocke

1/3 skodelice rdeče paprike, sesekljane

½ skodelice kumare, narezane na majhne kocke

2 žlici. Rdeča čebula, drobno sesekljana

1 1/3 skodelice vode

1 žlica Nadrobljen feta sir

Za oblačenje

¼ skodelice olivnega olja 2 žlici. Limonin sok

1 ½ žlice. Dijonska gorčica

¾ žličke Morska sol

¼ žličke Črni poper, sveže mlet

Metoda

Dodajte kvinojo in vodo v ponvi. Pustite, da zavre. Zmanjšajte ogenj in kuhajte 15 do 20 minut. Pusti na stran. Ohrovt kuhajte na sopari 45 sekund. V skledi stepemo vse sestavine za začimbo. Zmešajte ohrovt, kvinojo, avokado in ostale izdelke ter prelijte s solatnim prelivom.

Uživajte!

Solata iz bučk s posebnim prelivom

Sestavine

6 Majhne bučke, narezane na tanke rezine

½ skodelice zelene paprike, sesekljane

½ skodelice čebule, narezane na kocke

½ skodelice zelene, narezane na kocke

1 kozarec Pimientos, odcejen in narezan na kocke

2/3 skodelice kisa

3 žlice. Beli vinski kis

1/3 skodelice rastlinskega olja

½ skodelice sladkorja

½ žličke Poper

½ žličke Sol

Metoda

Zmešajte vso zelenjavo v srednje veliki skledi in jo pustite ob strani. Vse ostale sestavine zmešajte v kozarcu s tesnim pokrovom. Mešanico močno pretresemo in z njo prelijemo zelenjavo. Nežno premešajte zelenjavo. Pokrijte in hranite v hladilniku čez noč ali vsaj 8 ur. Postrežemo ohlajeno.

Uživajte!

Solata iz zelenjave in slanine

Sestavine

3 skodelice sesekljanega brokolija

3 skodelice sesekljane cvetače

3 skodelice sesekljane zelene

6 rezin slanine

1 ½ skodelice majoneze

¼ skodelice parmezana

1 paket zamrznjenega zelenega graha, odmrznjenega

1 skodelica sladkanih posušenih brusnic

1 skodelica španskih arašidov

2 žlici. naribano čebulo

1 žlica beli vinski kis

1 čajna žlička sol

¼ skodelice belega sladkorja

Metoda

Slanino prepražimo v veliki globoki ponvi, dokler ne postanejo lepo rjave. Položimo ga na krožnik in nadrobimo. V veliki skledi zmešajte brokoli, cvetačo, grah, brusnice in zeleno. V drugi skledi skupaj zmešamo sir, majonezo, čebulo, sladkor, kis in sol. Mešanico prelijemo čez zelenjavo. Vrzite orehe, slanino in dobro premešajte. Postrezite takoj ali ohlajeno.

Uživajte!

Hrustljava kumarična solata

Sestavine

2 litra majhnih kumar, narezanih z lupino

2 čebuli, narezani na tanke rezine

1 skodelica kisa

1 ¼ skodelice sladkorja

1 žlica Sol

Metoda

V skledi zmešajte čebulo, kumare in sol ter pustite, da se namakajo 3 ure. Vzemite ponev in dodajte kis ter ga segrejte. Dodajte ji sladkor in mešanico nenehno mešajte, dokler se sladkor ne raztopi. Odstranite kumaro iz namočene mešanice in odcedite odvečno tekočino. V mešanico kisa dodamo kumare in premešamo. Mešanico dajte v plastične zamrzovalne vrečke ali posodo. Zamrzni ga. Odmrznemo in postrežemo ohlajeno.

Uživajte!

Barvita solata iz zelenjave in sira

Sestavine

1/3 skodelice rdeče ali zelene paprike, narezane na kocke

1 skodelica zelene, narezane na kocke

1 paket zamrznjenega zelenega graha

3 sladke kisle kumarice, drobno sesekljane

6 solata

2/3 skodelice majoneze, ¾ skodelice sira čedar, narezanega na kocke

Poper, sveže mlet

Sol po okusu

Metoda

Vzemite veliko skledo. Zmešajte majonezo, poper in sol. Mešanici dodajte rdečo ali zeleno papriko, kisle kumarice, zeleno in grah. Vse sestavine dobro premešamo. Mešanici dodajte sir. Ohladite 1 uro. Liste solate položimo na solatni krožnik in zmes naložimo na liste.

Uživajte!

Kremna kumarična solata

Sestavine

9 skodelic kumar, olupljenih in narezanih na tanke rezine,

8 Zelena čebula, drobno sesekljana

¼ žličke Čebula sol

¼ žličke Česnova sol

½ skodelice jogurta

½ skodelice majoneze z nizko vsebnostjo maščob

¼ žličke Poper

2 kapljici omake iz feferona

¼ skodelice evaporiranega mleka

¼ skodelice jabolčnega kisa

¼ skodelice sladkorja

Metoda

Vzemite veliko skledo. V skledo dajte kumare, zeleno čebulo, čebulno sol, česnovo sol in jogurt ter dobro premešajte. Zmešajte majonezo, poper, poprovo omako, mleko, kis, sladkor in oblikujte homogeno zmes. Preliv razporedite po mešanici kumar. Dobro premešamo, da se vsa zelenjava prekrije s prelivom. Solato hladite 4 ure. Postrežemo ohlajeno.

Uživajte!

Solata s slanino in brokolijem

Sestavine

1 glava brokolija, narezana na velike kose

10 rezin slanine

¼ skodelice rdeče čebule, drobno sesekljane

½ skodelice rozin

3 žlice. Beli vinski kis

1 skodelica majoneze

1 skodelica sončničnih semen

2 žlici. Beli sladkor

Metoda

Vzemite veliko ponev. Slanino kuhamo toliko časa, da postane enakomerno rjava. Zdrobite in pustite na stran. Brokoli, rozine in čebulo dajte v skledo in mešanico premešajte. Vzemite majhno skledo in skupaj zmešajte majonezo, kis in sladkor. Prenesite ga v mešanico brokolija in premešajte. Hladimo dve uri. Pred serviranjem dodamo slanino in sončnična semena.

Uživajte!

Solata iz zelenjave in koruznega kruha

Sestavine

1 skodelica koruznega kruha, grobo nadrobljenega

1 pločevinka polnozrnate koruze, odcejene

½ skodelice čebule, sesekljane

½ skodelice kumare, sesekljane

½ skodelice narezanega brokolija

½ skodelice zelene paprike in sladke rdeče paprike, drobno sesekljane

½ skodelice paradižnika s semeni, narezanega

½ skodelice popra

Ranch solatni preliv

Sol in poper po okusu

Solatni listi

Metoda

Vzemite veliko skledo. Dodajte koruzni kruh in zelenjavo. Mešanico premešajte. Po mešanici potresemo solatni preliv. Solimo in popramo po okusu. Ponovno vrzi. Mešanico pokrijemo in postavimo v hladilnik za najmanj 4 ure. Solato položimo na liste solate in postrežemo.

Uživajte!

Solata iz fižola in zelenjave

Sestavine

2 pločevinki polnozrnate koruze, odcejene

1 pločevinka črnega fižola, opranega in odcejenega

8 drobno sesekljane zelene čebule

2 jalapeno papriki, brez semen in drobno narezani

1 zelena paprika, narezana na tanke rezine

1 avokado, olupljen in narezan na kocke

1 kozarec pimenta

3 paradižniki, narezani

1/2 skodelice italijanskega solatnega preliva

1/2 žličke česnova sol

1 skodelica sesekljanega cilantra

1 limeta, stisnjena v sok

Metoda

V veliki skledi zmešajte črni fižol in koruzo. Dodajte zeleno čebulo, papriko, jalapeno papriko, piment, avokado in paradižnik ter premešajte mešanico. Mešanici dodajte koriander, limetin sok in italijanski preliv. Za začimbo dodajte česnovo sol. Dobro premešajte. Postrežemo ohlajeno.

Uživajte!

Koruzna in olivna solata

Sestavine

1 paket zamrznjene koruze

3 Trdo kuhana jajca

½ skodelice majoneze

1/3 skodelice oliv, polnjenih s pimientom

2 žlici. Drobnjak, mlet

½ žličke Čili v prahu

¼ žličke Mleta kumina

1/8 žličke Sol

Metoda

V veliki skledi zmešajte koruzo, narezana jajca in olive. V srednje veliki skledi zmešajte majonezo in ostale sestavine za začimbe. Koruzni mešanici dodajte majonezo. Dobro premešamo, da se vsa zelenjava in koruza namažejo z majonezo. Pokrijte skledo. Ohladite ga 2 uri. Postrežemo ohlajeno.

Uživajte!

Koruzna solata

Sestavine

6 koruz, oluščenih, opranih in odcejenih

3 veliki paradižniki

1 čebula, narezana na tanke rezine

¼ skodelice mlete bazilike

2 žlici. Beli kis

¼ skodelice olivnega olja

Sol in poper po okusu

Metoda

Koruzo skuhamo v ponvi z vrelo vodo in jo odcedimo ter pustimo na strani, da se ohladi. Odrežite jedrca s storža. Vzemite veliko posodo za mešanje solate. Zmešamo koruzo, baziliko, čebulo, paradižnik, kis, sol in poper ter olje. Dobro premešajte. Postrežemo ohlajeno.

Uživajte!

Sveža madžarska solata

Sestavine

1 paket zamrznjene mešane zelenjave, odmrznjene

1 skodelica cvetače

1/2 skodelice narezane zelene čebule

1/2 skodelice narezanih oliv, polnjenih s pimientom

1/4 skodelice repičnega olja

3 žlice. beli kis

1/4 žličke poper

1 čajna žlička česnova sol

Metoda

V veliki skledi zmešajte zamrznjeno zelenjavo, cvetačo, čebulo in olive. V mešalniku zmešajte olje, česen, sol, kis in poper. Zelenjavno mešanico prelijemo s solatnim prelivom. Dobro premešajte. Pred serviranjem hladite 2 uri. Postrezite v lepi skledi.

Uživajte!

Popolna mešanica paradižnika, kumare in čebule

Sestavine

2 veliki kumari, prepolovljeni in brez semen

1/3 skodelice rdečega vinskega kisa

1 žlica beli sladkor

1 čajna žlička sol

3 velike narezane paradižnike

2/3 skodelice grobo sesekljane rdeče čebule

Metoda

Vse sestavine združite in čez noč postavite v hladilnik. Postrežemo ohlajeno.

Uživajte!

Klasična kumarična solata

Sestavine

2 veliki kumari, olupljeni in narezani

1 velika sladka čebula, narezana

2 žlički sol

¼ skodelice mletega korenja

1/3 skodelice kisa

1 čajna žlička mleti ingver

5 žličk beli sladkor

¼ žličke grobi črni poper

Metoda

Vse sestavine zmešajte in pustite, da se kumare čez noč marinirajo v hladilniku. Postrežemo ohlajeno.

Uživajte!

Paradižnikova solata s češnjevim dodatkom

Sestavine

4 skodelice razpolovljenih češnjevih paradižnikov

¼ skodelice rastlinskega olja

3 žlice. jabolčni kis

1 čajna žlička posušeno

1 čajna žlička posušena bazilika

1 čajna žlička posušen origano

½ žličke sol

1 čajna žlička beli sladkor

Metoda

Vse sestavine združimo v skledi in odstavimo, da se paradižniki malo zmehčajo. Dobro premešajte in takoj postrezite.

Uživajte!

Špargljeva solata

Sestavine

1 ½ funta špargljev, obrezanih in narezanih na 2-palčne kose

1 žlica Rižev kis

1 čajna žlička Rdeči vinski kis

1 čajna žlička Sojina omaka

1 čajna žlička Beli sladkor

1 čajna žlička Dijonska gorčica

2 žlici. Arašidovo olje

1 žlica sezamovo olje

1 žlica sezamovo seme

Metoda

V pokrit kozarec dajte rižev kis, sojino omako, rdeči vinski kis, sladkor in gorčico ter dobro premešajte. Počasi dodajajte arašidovo olje in sezamovo olje ter nenehno mešajte, dokler ni gladko. Pusti na stran. Šparglje skuhamo v vreli vodi in jih odcedimo. Šparglje dajte v veliko skledo. Po njih potresemo solatni preliv. Potresemo sezamova semena in premešamo. Postrezite takoj.

Uživajte!

Testenine in Black Eyed Peas v solati

Sestavine

6 unč kuhanih in odcejenih majhnih testenin v lupinah

1 pločevinka opranega in odcejenega črnega graha

1 skodelica narezane zelene čebule

¾ skodelice na kocke narezane olupljene kumare

¾ skodelice narezanega paradižnika

¾ skodelice narezane zelene paprike

1 majhna jalapeno paprika, drobno sesekljana

Za oblačenje:

3 žlice. Repično olje

¼ skodelice rdečega vinskega kisa

1 čajna žlička Posušena bazilika

1 čajna žlička Pekoča omaka

1 čajna žlička Čili v prahu

1 čajna žlička sladkor

½ žličke Začinjena sol

Metoda

V skledi zmešajte testenine, grah, zeleno čebulo, kumare, paradižnik, zeleno papriko in jalapeno poper. Preliv zmešamo in začinimo s soljo. Preliv potresemo po zelenjavni mešanici. Dobro premešajte. Postrežemo ohlajeno.

Uživajte!

Solata iz špinače in rdeče pese

Sestavine

½ funta mlade špinače, oprane in posušene

1 skodelica orehov, grobo sesekljanih

2 ½ žlici. Beli sladkor

1/3 pločevinke vložene pese

¼ skodelice jabolčnega kisa

½ žličke Česen v prahu

1 čajna žlička Zrnca piščančje juhe

4 unče kozjega sira, zdrobljenega

½ žličke Črni poper

½ žličke Sol

¼ skodelice rastlinskega olja

Metoda

Orehe karamelizirajte v ponvi tako, da jih skupaj z nekaj sladkorja segrejete na visoki temperaturi. Peso z jabolčnim kisom, česnom v prahu, zrnci bujone, soljo, preostankom sladkorja in poprom pretlačimo v kuhinjskem robotu. Prilijemo olje in ponovno premešamo do gladkega. Posladkorjene orehe in špinačo zmešamo in vanj stresemo preliv. Potresemo s sirom in takoj postrežemo.

Uživajte!

Krompirjeva solata z balzamičnim kisom

Sestavine

10 rdečih krompirjev, kuhanih in narezanih na kocke

1 čebula, narezana na tanke rezine

1 pločevinka srčkov artičok na četrtine

½ skodelice rdeče paprike, pražene in nato narezane na kocke

1 pločevinka črnih oliv

½ skodelice balzamičnega kisa

1 čajna žlička Posušen origano

1 čajna žlička Posušena bazilika

½ žličke Gorčični prah

3 žličke Olivno olje

2 žlici. Svež peteršilj

Metoda

Vse sestavine zmešajte v skledi in dobro premešajte, da se vse sestavine prelijejo s kisom. Hladite 2-4 ure. Postrežemo ohlajeno.

Uživajte!

Marinirana paradižnikova solata

Sestavine

3 paradižniki

2 žlici. Sesekljano čebulo

1 žlica Sveža bazilika

1 žlica Svež peteršilj

½ stroka česna

1/3 skodelice olivnega olja

1/4 skodelice rdečega vinskega kisa

1/4 žličke poper

Sol po okusu

Metoda

Vzemite lepo veliko posodo in nanjo položite paradižnik. Vzamemo pokrit kozarec in vanj stresemo kis, olivno olje, baziliko, peteršilj, sesekljan česen in poper ter močno pretresemo, da se vse sestavine dobro povežejo. Zmes začinimo s ščepcem soli ali po okusu. Mešanico prelijemo čez paradižnik. Ustrezno pokrijte in postavite v hladilnik čez noč ali vsaj 4 ure. Postrežemo ohlajeno.

Uživajte!

Okusna brokolijeva solata

Sestavine

1 ½ funta svežega brokolija, narezanega na cvetove

3 stroki česna

2 žlici. Limonin sok

2 žlici. Rižev kis

½ žličke Dijonska gorčica

Kosmiči rdeče paprike po okusu

1/3 skodelice olivnega olja

Sol in sveže mlet črni poper po okusu

Metoda

V ponev dodajte nekaj vode in ji dodajte nekaj soli. Zavremo in ji dodamo cvetove. Kuhamo približno 5 minut in odcedimo. V manjšo skledo dodamo česen, kis, limonin sok, gorčico, olje in kosmiče rdeče paprike ter vse skupaj močno premešamo. Začinimo s soljo in poprom. Prelijemo ga čez brokoli in dobro premešamo. Pustite na sobni temperaturi 10 minut in nato 1 uro v hladilniku. Postrezite hladno.

Uživajte!

Koruzna solata z italijanskim prelivom

Sestavine

1 pločevinka polnozrnate koruze

1 skodelica svežega paradižnika, drobno sesekljanega

1 skodelica kumare, olupljene in narezane

½ skodelice sesekljane zelene

½ skodelice zelene ali sladke rdeče paprike

2 zeleni čebuli

½ skodelice italijanskega solatnega preliva

Metoda

Koruzo dajte v skledo in ji eno za drugo dodajte zelenjavo. Dobro premešajte. Prelijemo z ustekleničenim italijanskim solatnim prelivom in ponovno premešamo. Pokrijte in hladite nekaj ur. Postrežemo ohlajeno.

Uživajte!

Solata s šparglji in papriko

Sestavine

1 ½ svežih špargljev, odrežite konce in narežite na majhne koščke

2 rumeni papriki, očiščeni semen in narezani na rezine

¼ skodelice mandljevih rezin, opečenih

1 rdeča čebula

3 žlice. Dijonska gorčica ¼ skodelice olivnega olja ½ skodelice parmezana 3 stroka česna mletega

2 žlički Limetin sok 2 žlički. Sladkor 1 žlička. pekoča omaka Mešanica začimb za solato po okusu

Metoda

Vzemite pekač in položite šparglje in papriko v eno plast. Zelenjavo pokapamo z oljčnim oljem. Nastavite 400 stopinj F ali 200 stopinj C in predhodno segrejte pečico. Položimo pekač in ga pražimo 8-10 minut. Zelenjavo občasno obrnite. Ohladite in prenesite zelenjavo v veliko skledo. Dodamo sir, čebulo, pražene mandlje. Preostanek oljčnega olja, gorčico v prahu, sladkor, pekočo omako, limetin sok in začimbe za solato stepemo. Potresemo po zelenjavi in premešamo. Postrezite takoj.

Uživajte!

Solata s paradižnikom in baziliko

Sestavine

3 skodelice kuhanega riža

1 kumara, očiščena semen in narezana na kocke

1 rdeča čebula

2 paradižnika

2 žlici. Olivno olje

2 žlici. Jabolčni kis

1 čajna žlička Sveža bazilika

¼ žličke Poper

½ žličke Sol

Metoda

Vzemite veliko skledo in vanjo položite riž, kumare, čebulo, paradižnik in jih premešajte. V pokritem kozarcu zmešajte olivno olje, jabolčni kis, baziliko in močno premešajte. Solimo in popramo po okusu. Potresemo po mešanici riža in dobro premešamo. Pred serviranjem hladite nekaj ur.

Uživajte!

Barvita vrtna solata

Sestavine

5 žlic. Rdeči vinski kis

3 žlice. Olje grozdnih pešk

1/3 skodelice sesekljanega svežega cilantra

2 limeti

1 čajna žlička Beli sladkor 2 stroka mletega česna

1 zavitek zamrznjene oluščene zelene soje

1 pločevinka črnega fižola

3 skodelice zamrznjenih koruznih zrn

1 pol litra češnjevih paradižnikov, razdeljenih na četrtine

4 Na tanke rezine narezana zelena čebula

¾ žličke Sol

Metoda

V pokritem kozarcu ali veliki skledi zmešajte kis, olje, limetin sok, koriander, česen, sladkor in sol, da dobite homogeno zmes. Pusti na stran. Sojo kuhamo toliko časa, da se lepo zmehča. Koruzo kuhamo 1 minuto. Sojo in koruzo odcedimo iz vode in prestavimo v večjo skledo. Dodajte preliv. Nežno ga pretresite. Mešanici dodajte paradižnik, čebulo in premešajte. Mešanico pokrijte. Hladite 2 do 4 ure. Postrežemo ohlajeno.

Uživajte!

Solata z gobami

Sestavine

1 funt svežih gob

1 Čebula, drobno narezana in ločena na kolobarje

Drobno narezana sladka rdeča paprika, pest

2/3 skodelice pehtranovega kisa

½ skodelice olja Canola

1 žlica sladkor

1 strok česna

Ščetek omake s feferoni

1 ½ čajne žličke. Sol

2 žlici. voda

Metoda

Dodajte vso zelenjavo in druge sestavine v veliko skledo, razen rdeče paprike, gob in čebule. Dobro jih premešamo. V mešanico dajte gobe in čebulo ter nežno premešajte, da se vse sestavine enakomerno premešajo. Skledo pokrijte in postavite v hladilnik čez noč ali 8 ur. Pred serviranjem solato potresemo z rdečo papriko.

Uživajte!

Solata iz kvinoje, mete in paradižnika

Sestavine

1 ¼ skodelice kvinoje 1/3 skodelice rozin 2 paradižnika 1 drobno sesekljana čebula

10 redkv ½ kumare, 1/2, narezane na kocke

2 žlici. Narezani mandlji rahlo popečeni

¼ skodelice narezane sveže mete

2 žlici. Svež peteršilj drobno sesekljan

1 čajna žlička Mleta kumina ¼ skodelice limetinega soka 2 žlici. Sezamovo olje 2 ½ skodelice Voda Sol po okusu

Metoda

Vzemite ponev in vanjo dodajte vodo in ščepec soli. Zavremo in dodamo kvinojo in rozine. Pokrijte in kuhajte na vretju 12-15 minut. Odstranite ga z ognja in pustite, da se ohladi. Kvinojo odcedimo in prestavimo v skledo. V srednje veliki skledi skupaj zmešajte čebulo, redkev, kumare, mandlje in paradižnik. Nežno ga pretresite. Vmešajte kvinojo. Začinimo z začimbami, oljem in zelišči. Solimo po okusu. Hladimo 2 uri. Postrežemo ohlajeno.

Uživajte!

Recept za solato iz kislega zelja

Sestavine

1 pločevinka kislega zelja dobro operemo in odcedimo

1 skodelica naribanega korenja

1 skodelica drobno sesekljane zelene paprike

1 kozarec Pimientos, narezanega na kocke in odcejenega

1 skodelica drobno narezane zelene

1 skodelica drobno sesekljane čebule

¾ skodelice sladkorja

½ skodelice olja Canola

Metoda

Vse sestavine združite v veliko skledo in dobro premešajte. Skledo pokrijemo s pokrovom in postavimo v hladilnik čez noč ali za 8 ur. Postrežemo ohlajeno.

Uživajte!

Hitra kumarična solata

Sestavine

4 paradižniki, narezani na 8 rezin

2 veliki kumari lepo olupite in narežite na tanke rezine

¼ skodelice sesekljanega svežega cilantra

1 velika rdeča čebula, drobno narezana

1 sveža limeta, stisnjena v sok

Sol po okusu

Metoda

Narezane kumare, paradižnik, rdečo čebulo in koriander dajte v veliko skledo in dobro premešajte. Mešanici dodajte limetin sok in nežno premešajte, da se vsa zelenjava prelije z limetinim sokom. Mešanico posolimo. Postrezite takoj ali postrezite po ohlajanju.

Uživajte!

Paradižnikove rezine s kremnim prelivom

Sestavine

1 skodelica majoneze

½ skodelice smetane pol in pol

6 paradižnikov, narezanih

1 rdeča čebula narezana na tanke kolobarje

¾ žličke Posušena bazilika

Nekaj listov solate

Metoda

Majonezo in smetano pol-pol zmešamo skupaj in dobro premešamo. Dodajte polovico bazilike. Mešanico pokrijte in ohladite. Vzemite krožnik in ga obložite z listi solate. Razporedite rezine paradižnika in čebulne kolobarje. Ohlajen preliv prelijemo po solati. Nato potresemo preostanek bazilike. Postrezite takoj.

Uživajte!

Solatni krožnik iz pese

Sestavine

4 šopki Sveži majhni pesi so odrezani peclji

2 glavi belgijske endivije

2 žlici. Olivno olje

1 funt mešanice spomladanske solate

1 žlica Limonin sok

2 žlici. Beli vinski kis

1 žlica srček

2 žlici. Dijonska gorčica

1 čajna žlička Posušen timijan

½ skodelice rastlinskega olja

1 skodelica zdrobljenega feta sira

Sol in poper po okusu

Metoda

Peso rahlo premažemo z rastlinskim oljem. Pečemo približno 45 minut v predhodno ogreti pečici, na 450 stopinj F ali 230 stopinj C. Peso olupimo in narežemo na majhne kocke. V mešalniku zmešajte limonin sok, gorčico, med, kis in timijan ter jih obdelajte. Med delovanjem blenderja postopoma dodajajte olivno olje. Solimo in popramo po okusu. V solatno skledo damo spomladansko solato, dovolj preliva in dobro premešamo. Endivijo razporedimo po krožniku. Zložite zeleno solato. Na vrh potresemo pesne kocke in feta sir.

Uživajte!

Solata s piščancem in špinačo

Sestavine

5 skodelic piščanca, kuhanega in narezanega na kocke

2 skodelici zelenega grozdja, narezanega na polovice

1 skodelica snežnega graha

2 skodelici pakirane natrgane špinače

2 ½ skodelice zelene narezane na tanke rezine

7 0z. kuhane Spiralne testenine ali komolce makarone

1 kozarec mariniranih srčkov artičok

½ kumare

3 narezane zelene čebule z vrhovi

Veliki špinačni listi, po želji

Pomarančne rezine, po želji

Za oblačenje:

½ skodelice olja Canola

¼ skodelice sladkorja

2 žlici. Beli vinski kis

1 čajna žlička Sol

½ žličke Posušena mleto čebula

1 čajna žlička Limonin sok

2 žlici. Mlet svež peteršilj

Metoda

Zmešajte piščanca, grah, špinačo, grozdje, zeleno, srce artičoke, kumare, zeleno čebulo in kuhane testenine v veliki skledi in premešajte. Pokrijte in postavite v hladilnik za nekaj ur. Druge preostale sestavine zmešajte v ločeni skledi in ohladite v pokriti posodi. Preliv pripravimo tik preden solato postrežemo, tako da vse sestavine zmešamo in dobro premešamo. Sestavine premešamo in dobro premešamo ter takoj postrežemo.

Uživajte!

Nemška kumarična solata

Sestavine

2 veliki nemški kumari, narezani na tanke rezine

½ narezane čebule

1 čajna žlička Sol

½ skodelice kisle smetane

2 žlici. Beli sladkor

2 žlici. Beli kis

1 čajna žlička Posušen koper

1 čajna žlička Posušen peteršilj

1 čajna žlička Metoda paprike

V krožnik razporedite kumare in kolobarje čebule. Zelenjavo posolimo in pustimo stati vsaj 30 minut. Po mariniranju iz kumar iztisnite odvečni sok. V posodi zmešamo kislo smetano, kis, koper, peteršilj in sladkor v kisu, kopru in peteršilju. S tem prelivom premažemo rezine kumare in čebule. Hladimo čez noč ali vsaj za 8 ur. Tik preden postrežemo, solato potresemo s papriko.

Uživajte!

Barvita citrusna solata z edinstvenim prelivom

Sestavine

1 pločevinka mandarin¼ skodelice drobno sesekljanega svežega peteršilja

Listnata solata, neobvezno

½ olupljene in narezane grenivke

½ majhne kumare

1 majhen narezan paradižnik

½ majhne rdeče čebule

½ žličke rjavi sladkor

3 žlice. Francoski ali italijanski solatni preliv

1 čajna žlička Limonin sok

1 ščepec posušenega pehtrana

1 čajna žlička Posušena bazilika

¼ žličke Poper

Metoda

Pomaranče dajte v majhno skledo, potem ko ste odcedili sok, in jih pustite na stran. Rezervirajte sok. Vzemite majhno skledo in dodajte peteršilj, baziliko, pehtran, solatni preliv, limonin sok, pomarančni sok, rjavi sladkor in poper. Mešanico stepajte do gladkega. Liste solate položimo na krožnik. Sadeže razporedite enega za drugim. Preliv pokapajte po sadju in postrezite.

Uživajte!

Solata iz krompirja, korenja in pese

Sestavine

2 pesa, kuhana in narezana

4 majhne krompirje, kuhane in narezane na kocke

2 majhna korenčka, kuhana in narezana

3 zelene čebule, sesekljane

3 majhne kisle kumarice, narezane na kocke

¼ skodelice rastlinskega olja

2 žlici. Šampanjec kis

Sol po okusu

Metoda

Vse sestavine zmešajte in dobro premešajte, da se okusi premešajo.

Hladimo za nekaj ur in postrežemo ohlajeno.

Uživajte!

Piščanec Satay Bolj zdrava solata Sammies

Sestavine

1 ½ telesne teže tanko narezana perutnina, različna živila, kotleti

2 žlici. rastlinsko olje

Načrtovanje žara, priporočeno: BBQ žar Mates Montreal Meal Seasoning by McCormick ali grob natrij in poper

3 zaobljene žlice. veliko arašidovo maslo

3 žlice. črne sojine začimbe

1/4 skodelice poljubnega sadnega soka

2 žlički pekoče začimbe

1 limona

1/4 kumare brez pečk, narezane na palčke

1 skodelica korenja, narezanega na majhne koščke

2 skodelici narezanih listov solate

4 skorjaste žemljice, keiserji ali zvočniki, razdeljeni

Metoda

Segrejte ponev za žar BBQ ali veliko embalažo proti prijemanju. Perutnino pokrijte z oljem in načrtujte žar za žar ter pecite 3 minute na vsaki strani v 2 serijah.

Arašidovo maslo dajte v posodo, primerno za mikrovalovno pečico, in ga približno 20 sekund mehčajte v mikrovalovni pečici na visoki temperaturi. V arašidovo maslo vmešajte sojo, sadni sok, pekoče začimbe in limonin sok. Vrzi perutnino z začimbami satay. Zmešajte narezano svežo zelenjavo. Položite 1/4 sveže zelenjave na sendvič kruh in prelijte s 1/4 perutninske mešanice Satay. Nastavite vrhnje žemljice in jih ponudite ali zavijte za potovanje.

Uživajte!

Kleopatrina piščančja solata

Sestavine

1 ½ piščančjih prsi

2 žlici. ekstra deviško olivno olje

1/4 žličke zdrobljeni rdeči boost kosmiči

4 strti stroki česna

1/2 skodelice suhega belega vina

1/2 pomaranče, stisnjenega soka

Pest narezanega ploščato listnega peteršilja

Grobi natrij in črni poper

Metoda

Nad štedilnikom segrejte velik paket proti sprijemanju. Dodajte ekstra deviško oljčno olje in segrejte. Dodamo zdrobljen boost, strte stroke česna in piščančje prsi. Piščančje prsi pražite, dokler ne porjavijo z vseh strani, približno 5 do 6 minut. Pustite, da se tekočina skuha in mehke kuhajo, še približno 3 do 4 minute, nato pa ponev odstavite z ognja. Sveže iztisnjen limetin sok pokapamo čez perutnino in postrežemo s peteršiljevim dodatkom in soljo po okusu. Postrezite takoj.

Uživajte!

Tajsko-vietnamska solata

Sestavine

3 sesekljane latinske solate

2 skodelici svežih sadik zelenjave, poljubne sorte

1 skodelica zelo dobro narezanega daikona ali rdeče redkvice

2 skodelici graha

8 kapesant, narezanih na pokonci

½ kumare brez pečk, narezane na 1/2 po dolžini

1 pol litra rumenih ali rdečih grozdnih paradižnikov

1 rdeča čebula, narezana na četrtine in zelo dobro narezana

1 izbor svežih odličnih rezultatov v, urejenih

1 izbrana sveža bazilika, obrezana

2, 2-unčni paketi narezanih oreščkov, ki jih najdete na hodniku za peko

8 kosov mandljevega popečenega kruha ali janeževega popečenega kruha, narezanega na 1-palčne kose

1/4 skodelice tamari črne sojine omake

2 žlici. rastlinsko olje

4 do 8 tanko narezanih perutninskih kotletov, odvisno od velikosti

Sol in svež talni črni poper

1 lb mahi mahi

1 zrela limeta

Metoda

Vse sestavine zmešajte v veliki skledi za mešanje in postrezite ohlajeno.

Uživajte!

Božična solata Cobb

Sestavine

Nelepljivo pršilo za pripravo hrane

2 žlici. orehov sirup

2 žlici. rjavkasti sladkor

2 žlici. Jabolčno vino

1 lb obroka šunke, popolnoma pripravljen, velike kocke

½ lb žita za metuljčke, kuhanega

3 žlice. narezane ljubke kumarice

Bibb solata

½ skodelice narezane rdeče čebule

1 skodelica gavde, narezane na kocke

3 žlice. narezani listi svežega peteršilja

Vinaigrette, formula sledi

Mariniran organski fižol:

1 lb graha, zmanjšajte, razrežite na tretjine

1 čajna žlička narezan česen

1 čajna žlička rdeči boost kosmiči

2 žlički ekstra deviško olivno olje

1 čajna žlička beli kis

Ščepec soli

Črni poper

Metoda

Segrejte štedilnik na 350 stopinj F. Na pekač nanesite pršilo za kuhanje proti prijemanju. V srednje veliki posodi zmešajte orehov sirup, rjavkasto glukozo in jabolčni mošt. Dodamo šunko in dobro premešamo. Mešanico šunke dajte na pekač in pecite, dokler se ne segreje in šunka ne obarva, približno 20 do 25 minut. Odstranite iz pečice in postavite na stran.

Dodajte žito, kumarice in peteršilj v jed z vinaigrette in premešajte, da pokrije. Velik krožnik obložite s solato Bibb in dodajte žito. Rdečo čebulo, gavdo, mariniran grah in pripravljeno šunko razporedite v vrste na vrhu zrna. Postrezite.

Uživajte!

Solata iz zelenega krompirja

Sestavine

7 do 8 glavic, očiščenih, posušenih in narezanih na kose, zelene in bele barve

1 mali izbrani drobnjak, narezan

1 čajna žlička Košer sol

Sveže mleti beli poper

2 žlici. vodo

8 žlic. ekstra deviško olivno olje

2 telesni teži oprane rdeče zelene zelene

3 lovorjev listi

6 žlic. črni kis

2 šalotki, olupljeni, po dolžini narezani na četrtine, na tanke rezine

2 žlici. gladke dijonske gorčice

1 žlica narezane kapre

1 čajna žlička kaprovo tekočino

1 manjši šopek pehtrana, sesekljan

Metoda

V blenderju zmešajte mlado čebulo in drobnjak. Začinite s soljo po okusu. Dodajte vodo in premešajte. Nalijte 5 žlic. ekstra deviškega oljčnega olja skozi vrh mešalnika počasi in mešajte do gladkega. Zeleno zavremo v loncu z vodo in zmanjšamo ogenj ter pustimo vreti. Vodo začinite z malo soli in dodajte lovorjev list. Zeleno dušite, dokler ni mehka, ko jo prebodete s konico rezila, približno 20 minut.

V posodo, ki je dovolj velika, da sprejme zeleno, zmešajte črni kis, šalotko, gorčico, kapre in pehtran. Primešajte preostalo ekstra deviško oljčno olje. Zeleno odcedimo in zavržemo lovorjev list.

Zeleno položimo v posodo in ju previdno stremo z rezili vilic. Previdno začinite z boostom in natrijem ter jih dobro premešajte. Na koncu dodajte mešanico kapesota in ekstra deviškega oljčnega olja. Dobro premešaj. Do serviranja segrevajte na 70 stopinj.

Uživajte!

Zažgana koruzna solata

Sestavine

3 storži sladke koruze

1/2 skodelice narezane čebule

1/2 skodelice narezane paprike

1/2 skodelice narezanega paradižnika

Sol, po okusu

Za solatni preliv

2 žlici. Olivno olje

2 žlici. Limonin sok

2 žlički Čili v prahu

Metoda

Koruzne storže pražimo na zmernem ognju toliko časa, da se rahlo zažgejo. Po praženju koruznih storžev s pomočjo noža odstranimo zrna. Zdaj vzemite skledo in zmešajte jedrca, sesekljano čebulo, papriko in paradižnik s soljo, nato pa skledo odstavite. Sedaj pripravite preliv za solato tako, da zmešate olivno olje, limonin sok in čili v prahu ter jo nato ohladite. Pred serviranjem solato prelijemo s prelivom in nato postrežemo.

Uživajte!

Solata iz zelja in grozdja

Sestavine

2 zelja, nastrgana

2 skodelici razpolovljenega zelenega grozdja

1/2 skodelice drobno sesekljanega koriandra

2 zelena čilija, sesekljana

Olivno olje

2 žlici. Limonin sok

2 žlički Sladkor v prahu

Sol in poper po okusu

Metoda

Za pripravo solatnega preliva v skledo vzemite oljčno olje, limonin sok s sladkorjem, soljo in poprom ter jih dobro premešajte in nato ohladite. Zdaj vzemite preostale sestavine v drugo skledo, dobro premešajte in pustite na stran. Preden solato postrežemo, dodamo ohlajen solatni preliv in nežno premešamo.

Uživajte!

Citrusova solata

Sestavine

1 skodelica polnozrnatih testenin, kuhanih

1/2 skodelice narezane paprike

1/2 skodelice korenja, blanširanega in narezanega

1 zelena čebula, narezana

1/2 skodelice pomaranč, narezanih na koščke

1/2 skodelice sladkih limetin

1 skodelica fižolovih kalčkov

1 skodelica skute z nizko vsebnostjo maščob

2-3 žlice. listov mete

1 čajna žlička Gorčični prah

2 žlici. Sladkor v prahu

Sol, po okusu

Metoda

Za pripravo preliva v skledo dodamo skuto, liste mete, gorčico v prahu, sladkor in sol ter dobro premešamo, dokler se sladkor ne raztopi. Preostale sestavine zmešajte v drugi skledi in pustite počivati. Pred serviranjem solati dodamo preliv in postrežemo ohlajeno.

Uživajte!

Sadna in zelena solata

Sestavine

2-3 listi solate, natrgani na koščke

1 papaja, sesekljana

½ skodelice grozdja

2 pomaranči

½ skodelice jagod

1 lubenica

2 žlici. Limonin sok

1 žlica srček

1 čajna žlička Kosmiči rdečega čilija

Metoda

V skledo dajte limonin sok, med in kosmiče čilija ter jih dobro premešajte in nato odstavite. Zdaj vzemite preostale sestavine v drugo skledo in jih dobro premešajte. Pred serviranjem solati dodamo preliv in takoj postrežemo.

Uživajte!

Solata iz jabolk in zelene solate

Sestavine

1/2 skodelice meloninega pireja

1 čajna žlička Semena kumine, pražena

1 čajna žlička koriander

Sol in poper po okusu

2-3 zelene solate, narezane na koščke

1 zelje, nastrgano

1 korenček, nariban

1 paprika, narezana na kocke

2 žlici. Limonin sok

½ skodelice grozdja, sesekljanega

2 jabolka, sesekljana

2 zeleni čebuli, sesekljani

Metoda

Zelje, solato, naribano korenje in papriko damo v lonec in jih prelijemo s hladno vodo ter zavremo in kuhamo toliko časa, da postanejo hrustljavi, to lahko traja do 30 minut. Zdaj jih odcedimo in zavežemo v krpo ter ohladimo. Zdaj je treba jabolka vzeti z limoninim sokom v skledo in jo ohladiti. Zdaj vzemite preostale sestavine v skledo in jih dobro premešajte. Solato takoj postrežemo.

Uživajte!

Solata s fižolom in papriko

Sestavine

1 skodelica fižola, kuhanega

1 skodelica čičerike, namočene in kuhane

Olivno olje

2 čebuli, sesekljani

1 čajna žlička Koriander, sesekljan

1 paprika

2 žlici. Limonin sok

1 čajna žlička Čili v prahu

Sol

Metoda

Paprike preluknjamo z vilicami in jih nato namažemo z oljem ter pražimo na majhnem ognju. Sedaj papriko potopite v mrzlo vodo in nato odstranite ožgano kožo ter jih narežite na rezine. Preostale sestavine združite s papriko in jih nato dobro premešajte. Preden ga postrežemo, ga ohlajamo eno uro ali več.

Uživajte!!

Solata s korenčkom in datlji

Sestavine

1 ½ skodelice naribanega korenja

1 glava zelene solate

2 žlici. mandljev, praženih in sesekljanih

Preliv iz medu in limone

Metoda

Naribano korenje stresemo v lonec s hladno vodo in pustimo približno 10 minut, nato ga odcedimo. Zdaj je treba isto ponoviti z glavo solate. Zdaj vzemite korenje in zeleno solato z drugimi sestavinami v skledo in jo pred serviranjem ohladite. Solato postrežemo tako, da po njej potresemo pražene in sesekljane mandlje.

Uživajte!!

Kremni poper preliv za solato

Sestavine

2 skodelici majoneze

1/2 skodelice mleka

voda

2 žlici. Jabolčni kis

2 žlici. Limonin sok

2 žlici. parmezan

Sol

Kanček omake s feferoni

Malo Worcestershire omake

Metoda

Vzemite veliko skledo, vanjo stresite vse sestavine in jih dobro premešajte, da ne bo nobenih grudic. Ko zmes dobi želeno kremasto teksturo, jo vlijte v solato iz svežega sadja in zelenjave in solata s solatnim prelivom je pripravljena za postrežbo. Ta kremast in oster preliv iz popra ni dobro postrežen le s solatami, ampak ga lahko postrežete tudi s piščancem, burgerji in sendviči.

Uživajte!

Havajska solata

Sestavine

Za pomarančni preliv

žlica. koruzne moke

Približno skodelico pomarančne buče

1/2 skodelice pomarančnega soka

Cimet v prahu

Za solato

5-6 listov solate

1 ananas, narezan na kocke

2 banani, narezani na koščke

1 kumara, narezana na kocke

2 paradižnika

2 pomaranči, narezani na koščke

4 Črni zmenki

Sol, po okusu

Metoda

Za pripravo solatnega preliva vzemite posodo in vmešajte koruzno moko v pomarančni sok ter nato v skledo dodajte pomarančno bučo in jo kuhajte, dokler se tekstura preliva ne zgosti. Nato dodajte cimet v prahu in čili v prahu v skledo in jo nato postavite v hladilnik za nekaj ur. Nato pripravite solato, v skledo vzemite liste zelene solate in jih pokrijte z vodo približno 15 minut. Sedaj narezan paradižnik stresemo v skledo s koščki ananasa, jabolkom, banano, kumaro in koščki pomaranč, posolimo po okusu in dobro premešamo. Sedaj ga dodamo solatnim listom in ohlajen preliv prelijemo čez solato, preden jo postrežemo.

Uživajte!!

Zažgana koruzna solata

Sestavine

Paket storža sladke koruze

1/2 skodelice narezane čebule

1/2 skodelice narezane paprike

1/2 skodelice narezanega paradižnika

Sol, po okusu

Za solatni preliv

Olivno olje

Limonin sok

Čili v prahu

Metoda

Koruzne storže pražimo na zmernem ognju, dokler se rahlo ne zažgejo, po praženju jim s pomočjo noža odstranimo zrna. Zdaj vzemite skledo in zmešajte jedrca, sesekljano čebulo, papriko in paradižnik s soljo, nato pa skledo odstavite. Sedaj pripravite preliv za solato tako, da zmešate olivno olje, limonin sok in čili v prahu ter jo nato ohladite. Pred serviranjem solato prelijemo s prelivom in nato postrežemo.

Uživajte!

Solata iz zelja in grozdja

Sestavine

1 zeljna glava, nastrgana

Približno 2 skodelici razpolovljenega zelenega grozdja

1/2 skodelice drobno sesekljanega koriandra

3 zeleni čili, narezani

Olivno olje

Limonin sok, po okusu

Sladkor v prahu, po okusu

Sol in poper po okusu

Metoda

Za pripravo solatnega preliva v skledo vzemite oljčno olje, limonin sok s sladkorjem, soljo in poprom ter jih dobro premešajte in nato ohladite. Zdaj vzemite preostale sestavine v drugo skledo in jih pustite na strani. Preden solato postrežemo, dodamo ohlajen solatni preliv in nežno premešamo.

Uživajte!!

Citrusova solata

Sestavine

Približno skodelica polnozrnatih testenin, kuhanih

1/2 skodelice narezane paprike

1/2 skodelice korenja, blanširanega in sesekljanega

Spomladanska čebula. Razrezana

1/2 skodelice pomaranč, narezanih na koščke

1/2 skodelice koščkov sladke limete

Skodelica fižolovih kalčkov

Približno skodelico skute z nizko vsebnostjo maščob

2-3 žlice. listov mete

Gorčični prah, po okusu

Sladkor v prahu, po okusu

Sol

Metoda

Za pripravo preliva v skledo dodamo skuto, metine liste, gorčico v prahu, sladkor in sol ter dobro premešamo. Sedaj zmešajte ostale sestavine v drugi posodi in pustite počivati. Pred serviranjem solati dodamo preliv in postrežemo ohlajeno.

Uživajte!!

Sadna in zelena solata

Sestavine

4 listi solate, natrgani na koščke

1 papaja, sesekljana

1 skodelica grozdja

2 pomaranči

1 skodelica jagod

1 lubenica

½ skodelice limoninega soka

1 čajna žlička srček

1 čajna žlička Kosmiči rdečega čilija

Metoda

V skledo dajte limonin sok, med in kosmiče čilija ter jih dobro premešajte in nato odstavite. Zdaj vzemite preostale sestavine v drugo skledo in jih dobro premešajte. Pred serviranjem solati dodamo preliv.

Uživajte!

Curry piščančja solata

Sestavine

2 Piščančje prsi brez kože in kosti, kuhane in narezane na polovice

3-4 narezana stebla zelene

1/2 skodelice majoneze z nizko vsebnostjo maščob

2-3 žličke. karija v prahu

Metoda

Kuhane piščančje prsi brez kosti in kože dajte skupaj s preostalimi sestavinami, zeleno, majonezo z nizko vsebnostjo maščob, karijem v prahu v srednje velike sklede in dobro premešajte. Tako je ta okusen in enostaven recept pripravljen za postrežbo. To solato lahko uporabimo kot nadev sendviča s solato čez kruh.

Uživajte!!

Jagodno špinačna solata

Sestavine

2 žlički sezamovo seme

2 žlički Makova semena

2 žlički Beli sladkor

Olivno olje

2 žlički paprika

2 žlički Beli kis

2 žlički Worcestershire omaka

Čebula, mleto

Špinačo oplaknemo in natrgamo na koščke

Četrt jagod, narezanih na koščke

Manj kot skodelica mandljev, posrebrenih in blanširanih

Metoda

Vzemite srednje veliko skledo; zmešajte mak, sezam, sladkor, olivno olje, kis in papriko skupaj z Worcestershire omako in čebulo. Dobro jih premešajte in pokrijte ter nato zamrznite za vsaj eno uro. Vzemite drugo skledo in skupaj zmešajte špinačo, jagode in mandlje ter vanjo vlijte zeliščno mešanico in solato pred serviranjem ohladite vsaj 15 minut.

Uživajte!

Sladka restavracijska solata

Sestavine

16 unč vrečka mešanice zeljne solate

1 čebula, narezana na kocke

Manj kot skodelica kremastega solatnega preliva

Rastlinsko olje

1/2 skodelice belega sladkorja

Sol

Makova semena

Beli kis

Metoda

Vzemite veliko skledo; zmešajte mešanico zeljne solate in čebulo. Zdaj vzemite drugo skledo in skupaj zmešajte solatni preliv, rastlinsko olje, kis, sladkor, sol in mak. Ko jih dobro premešate, dodajte zmes v mešanico zeljne solate in dobro premažite. Preden okusno solato postrežemo, jo ohladimo vsaj uro ali dve.

Uživajte!

Klasična makaronova solata

Sestavine

4 skodelice komolčnih makaronov, nekuhanih

1 skodelica majoneze

Manj kot skodelica destiliranega belega kisa

1 skodelica belega sladkorja

1 čajna žlička Rumena gorčica

Sol

Črni poper, mlet

Velika čebula, drobno sesekljana

Približno skodelico naribanega korenja

2-3 stebla zelene

2 pimento papriki, sesekljani

Metoda

Vzemite velik lonec in vanj nalijte osoljeno vodo in jo zavrite, vanjo dodajte makarone in jih skuhajte ter pustite, da se ohladijo približno 10 minut, nato pa jo odcedite. Zdaj vzemite veliko skledo in dodajte kis, majonezo, sladkor, kis, gorčico, sol in poper ter vse dobro premešajte. Ko dobro premešamo, dodamo zeleno, zeleno papriko, piment, korenje in makarone ter ponovno dobro premešamo. Ko so vse sestavine dobro premešane, pustite, da se ohladi vsaj 4-5 ur, preden okusno solato postrežete.

Uživajte!

Roquefort hruška solata

Sestavine

Solata, narezana na koščke

Približno 3-4 hruške, olupljene in narezane

Pločevinka sira Roquefort, nastrganega ali zdrobljenega

Zelena čebula, narezana

Približno skodelico belega sladkorja

1/2 pločevinke pekanov

Olivno olje

2 žlički Rdeči vinski kis

Gorčica, po okusu

strok česna

Sol in črni poper, po okusu

Metoda

Vzemite ponev in na srednjem ognju segrejte olje, nato vanj vmešajte sladkor z orehi orehi in jih mešajte, dokler se sladkor ne stopi in orehi karamelizirajo, nato pa pustite, da se ohladijo. Zdaj vzemite drugo skledo in dodajte olje, kis, sladkor, gorčico, česen, sol in črni poper ter vse dobro premešajte. Sedaj zmešajte solato, hruške in modri sir, avokado in zeleno čebulo v skledi in dodajte mešanico preliva ter nato potresite karamelizirane orehe in postrezite.

Uživajte!!

Barbieina tunina solata

Sestavine

Konzerva bele tune

½ skodelice majoneze

žlica. parmezanskega sira

Sladka kumarica, po okusu

Čebulni kosmiči, po okusu

Curry v prahu, po okusu

Posušen peteršilj po okusu

Plevel kopra, posušen, po okusu

Česen v prahu, po okusu

Metoda

Vzemite skledo in vanjo dodajte vse sestavine ter dobro premešajte. Pred serviranjem jih pustite eno uro, da se ohladijo.

Uživajte!!

Praznična piščančja solata

Sestavine

1 funt piščančjega mesa, kuhanega

Skodelica majoneze

čajna žlička paprike

Približno dve skodelici posušenih brusnic

2 Zeleni čebuli, drobno sesekljani

2 zeleni papriki, mleti

Skodelica pekanov, narezanih

Sol in črni poper, po okusu

Metoda

Vzemite srednje veliko skledo, zmešajte majonezo, papriko in jih nato začinite po okusu in po potrebi dodajte sol. Zdaj vzemite brusnice, zeleno, papriko, čebulo in orehe ter jih dobro premešajte. Zdaj je treba dodati kuhanega piščanca in jih ponovno dobro premešati. Po okusu jih začinimo in po potrebi dodamo mlet črni poper. Pred serviranjem naj se ohladi vsaj eno uro.

Uživajte!!

Mehiška fižolova solata

Sestavine

Pločevinka črnega fižola

Pločevinka fižola v zrnju

Pločevinka fižola kanelini

2 zeleni papriki, sesekljani

2 rdeči papriki

Paket zamrznjenih koruznih zrn

1 rdeča čebula, drobno sesekljana

Olivno olje

1 žlica Rdeči vinski kis

½ skodelice limoninega soka

Sol

1 česen, pretlačen

1 žlica Cilantro

1 čajna žlička Kumina, mleta

Črni poper

1 čajna žlička Poprova omaka

1 čajna žlička Čili v prahu

Metoda

Vzemite skledo in skupaj zmešajte fižol, papriko, zamrznjeno koruzo in rdečo čebulo. Zdaj vzemite drugo majhno skledo, zmešajte olje, rdeči vinski kis, limonin sok, cilantro, kumino, črni poper in nato začinite po okusu ter dodajte pekočo omako s čilijem v prahu. Vlijemo mešanico za preliv in dobro premešamo. Pred serviranjem jih pustimo, da se ohladijo kakšno uro ali dve.

Uživajte!!

Solata s testeninami Bacon Ranch

Sestavine

Pločevinka nekuhanih tricolor rotini testenin

9-10 rezin slanine

Skodelica majoneze

Mešanica solatnega preliva

1 čajna žlička Česen v prahu

1 čajna žlička Česen poper

1/2 skodelice mleka

1 paradižnik, narezan

Pločevinka črnih oliv

Skodelica sira cheddar, naribanega

Metoda

V lonec damo osoljeno vodo in zavremo. V njej približno 8 minut kuhajte testenine, dokler se ne zmehčajo. Sedaj vzemite ponev in v ponvi segrejte olje ter v njem popečete slanino in ko je kuhana jo odcedite in nato nasekljajte. Vzemite drugo skledo in vanjo dodajte preostale sestavine ter nato dodajte testenine in slanino. Postrezite, ko je pravilno premešano.

Uživajte!!

Rdeča krompirjeva solata

Sestavine

4 mladi rdeči krompirji, očiščeni in zdrgnjeni

2 jajci

Pol kilograma slanine

Čebula, drobno sesekljana

Steblo zelene, sesekljano

Približno 2 skodelici majoneze

Sol in poper po okusu

Metoda

V lonec pristavimo slano vodo in jo zavremo, nato pa v lonec dodamo mlad krompir in ga kuhamo približno 15 minut, dokler se ne zmehča. Nato krompir odcedimo in pustimo, da se ohladi. Zdaj dajte jajca v ponev in jih pokrijte s hladno vodo, nato pa vodo zavrite, nato pa ponev odstranite z ognja in jo odstavite. Zdaj skuhamo slanino in jo odcedimo ter odstavimo na stran. Zdaj dodajte sestavine s krompirjem in slanino ter dobro premešajte. Ohladite in postrezite.

Uživajte!!

Solata iz črnega fižola in kuskusa

Sestavine

Skodelica kuskusa, nekuhanega

Približno dve skodelici piščančje juhe

Olivno olje

2-3 žlice. Sok limete

2-3 žlice. Rdeči vinski kis

Kumina

2 zeleni čebuli, sesekljani

1 rdeča paprika, sesekljana

Cilantro, sveže sesekljan

Skodelica zamrznjenih koruznih zrn

Dve pločevinki črnega fižola

Sol in poper po okusu

Metoda

Zavrite piščančjo juho in nato vmešajte kuskus ter ga kuhajte tako, da ponev pokrijete in odstavite. Zdaj zmešajte oljčno olje, limetin sok, kis in kumino ter dodajte čebulo, poper, koriander, koruzo, fižol in zabelite. Sedaj zmešajte vse sestavine in nato pred serviranjem pustite, da se ohladi nekaj ur.

Uživajte!!

Grška piščančja solata

Sestavine

2 skodelici kuhanega piščančjega mesa

1/2 skodelice narezanega korenja

1/2 skodelice kumare

Približno skodelico narezanih črnih oliv

Približno skodelica feta sira, nastrganega ali zdrobljenega

Solatni preliv v italijanskem slogu

Metoda

Vzemite veliko skledo, vzemite kuhanega piščanca, korenje, kumare, olive in sir ter jih dobro premešajte. Zdaj ji dodajte mešanico solatnega preliva in ponovno dobro premešajte. Zdaj skledo ohladite tako, da jo pokrijete. Postrezite, ko se ohladi.

Uživajte!!

Elegantna piščančja solata

Sestavine

½ skodelice majoneze

2 žlici. Jabolčni kis

1 česen, mlet

1 čajna žlička Svež koper, drobno sesekljan

Pol kilograma kuhanih piščančjih prsi brez kože in kosti

½ skodelice feta sira, naribanega

1 rdeča paprika

Metoda

Majonezo, kis, česen in koper dobro premešamo in pustimo v hladilniku vsaj 6-7 ur ali čez noč. Zdaj je treba z njim premešati piščanca, papriko in sir, nato pa pustiti, da se nekaj ur ohladi, nato pa postreči zdrav in okusen recept za solato.

Uživajte!!

Piščančja solata s sadnim curryjem

Sestavine

4-5 piščančjih prsi, kuhanih

Steblo zelene, sesekljano

Zelena čebula

Približno skodelica zlatih rozin

Jabolko, olupljeno in narezano

Pekani, popečeni

Zeleno grozdje, brez pečk in prepolovljeno

Curry v prahu

Skodelica majoneze z nizko vsebnostjo maščob

Metoda

Vzemite veliko skledo in vanjo stresite vse sestavine, na primer zeleno, čebulo, rozine, narezana jabolka, popečene pekane, zeleno grozdje brez pečk s karijem in majonezo ter jih dobro premešajte. Ko se med seboj dobro povežejo, jih pustimo nekaj minut počivati in okusno in zdravo piščančjo solato postrežemo.

Uživajte!!

Čudovita piščančja curry solata

Sestavine

Približno 4-5 piščančjih prsi brez kože in kosti, narezanih na polovice

Skodelica majoneze

Približno skodelico čatnija

čajna žlička karija v prahu

Približno žličko. popra

Pecans, približno skodelica, sesekljan

Skodelica grozdja, očiščenega in prepolovljenega

1/2 skodelice čebule, drobno sesekljane

Metoda

Vzemite večjo ponev, v njej približno 10 minut kuhajte piščančje prsi in jih kuhane natrgajte s pomočjo vilic. Nato jih odcedite in pustite, da se ohladijo. Zdaj vzemite drugo skledo in dodajte majonezo, čatni, kari v prahu in poper ter premešajte. Nato v mešanico vmešajte kuhane in natrgane piščančje prsi ter vanjo stresite orehe pecan, curry in poper. Preden postrežemo, solato za nekaj ur ohladimo. Ta solata je idealna izbira za burgerje in sendviče.

Uživajte!

Pikantna korenčkova solata

Sestavine

2 korenčka, sesekljana

1 česen, mlet

Približno skodelico vode 2-3 žlice. Limonin sok

Olivno olje

Sol, po okusu

Poper, po okusu

Kosmiči rdeče paprike

Peteršilj, svež in sesekljan

Metoda

Korenje dajte v mikrovalovno pečico in ga kuhajte nekaj minut z nasekljanim česnom in vodo. Iz mikrovalovne pečice vzamemo, ko je korenček kuhan in zmehčan. Nato odcedimo korenje in ga odstavimo. Sedaj je treba limonin sok, olivno olje, papriko, sol in peteršilj dodati v skledo korenja in dobro premešati. Pustite, da se ohladi nekaj ur, nato pa je pikantna okusna solata pripravljena za postrežbo.

Uživajte!!

Azijska jabolčna slasta

Sestavine

2-3 žličke. Rižev kis 2-3 žlice. Sok limete

Sol, po okusu

sladkor

1 čajna žlička Ribja omaka

1 Julienned jicama

1 jabolko, narezano

2 drobno sesekljani česnici

Kovnica

Metoda

Rižev kis, sol, sladkor, limetin sok in ribjo omako je treba dobro premešati v srednje veliki skledi. Ko so dobro premešani, je treba julienned jicama stresti v skledo z nasekljanimi jabolki in jih dobro premešati. Nato dodamo narezke in meto ter premešamo. Preden solato postrežete k sendviču ali burgerju, jo pustite, da se nekaj časa ohladi.

Uživajte!!

Solata iz buč in orzo

Sestavine

1 bučka

2 sesekljani plešeti

1 rumena buča

Olivno olje

Pločevinka kuhanega orza

koper

Peteršilj

½ skodelice kozjega sira, nastrganega

Poper in sol po okusu

Metoda

Bučke, sesekljano čebulo z rumeno bučo prepražimo na oljčnem olju na zmernem ognju. Te je treba kuhati nekaj minut, dokler se ne zmehčajo. Sedaj jih prestavimo v skledo in v skledo stresemo kuhan orzo, s peteršiljem, nastrganim kozjim sirom, koprom, soljo in poprom ter ponovno premešamo. Preden postrežete, solato nekaj ur ohladite.

Uživajte!!

Solata s sadjem vodne kreše

Sestavine

1 lubenica, narezana na kocke

2 Breskvi, narezani na kolesca

1 šopek vodne kreše

Olivno olje

½ skodelice limoninega soka

Sol, po okusu

Poper, po okusu

Metoda

Kocke lubenice in krhlje breskev stresite skupaj z vodno krešo v srednje veliko skledo in jo nato pokapajte z oljčnim oljem z limetinim sokom. Nato jih začinimo po okusu in po potrebi dodamo sol in poper po okusu. Ko so vse sestavine enostavno in pravilno premešane, jo odstavite ali pa za nekaj ur postavite v hladilnik in nato je okusna, a zdrava sadna solata pripravljena za serviranje.

Uživajte!!

Cesarska solata

Sestavine

3 stroki česna, sesekljani

3 inčuni

½ skodelice limoninega soka

1 čajna žlička Worcestershire omaka

Olivno olje

Jajčni rumenjak

1 glava Romaine

½ skodelice parmezanskega sira, naribanega

Krutoni

Metoda

Sesekljane stroke česna s sardoni in limoninim sokom pretlačimo, nato dodamo Worcestershire omako s soljo, poprom in rumenjakom ter ponovno zmiksamo do gladkega. To mešanico je treba narediti s pomočjo mešalnika na počasni nastavitvi, zdaj pa počasi in postopoma dodajajte oljčno olje, nato pa vanj vmešajte romaine. Nato zmes za nekaj časa odstavimo. Solato postrežemo s prelivom iz parmezana in krutonov.

Uživajte!!

Piščančja mango solata

Sestavine

2 Piščančja prsa brez kosti, narezana na kose

Mesclun zelenice

2 manga, narezana na kocke

¼ skodelice limoninega soka

1 čajna žlička Ingver, nariban

2 žlički srček

Olivno olje

Metoda

Limonin sok in med je treba stepati v skledi in ji nato dodati nariban ingver ter dodati tudi olivno olje. Ko sestavine v skledi dobro premešate, jo pustite na strani. Nato piščanca spečemo na žaru in pustimo, da se ohladi, po ohlajanju pa natrga piščanca na prijetne kocke. Nato vzemite piščanca v skledo in ga dobro premešajte z zelenjavo in mangom. Ko vse sestavine dobro premešate, odstavite, da se ohladi, nato pa postrezite okusno in zanimivo solato.

Uživajte!!

Pomarančna solata z mocarelo

Sestavine

2-3 pomaranče, narezane na rezine

Mocarela

Listi sveže bazilike, natrgani na koščke

Olivno olje

Sol, po okusu

Poper, po okusu

Metoda

Mocarelo in rezine pomaranč zmešamo skupaj s svežimi natrganimi lističi bazilike. Ko jih dobro premešate, po mešanici poškropite oljčno olje in začinite po okusu. Nato po potrebi dodajte sol in poper po okusu. Preden solato postrežete, pustite, da se solata nekaj ur ohladi, saj bo tako solata dobila prave okuse.

Uživajte!!

Solata s tremi fižoli

Sestavine

1/2 skodelice jabolčnega kisa

Približno skodelico sladkorja

Skodelica rastlinskega olja

Sol, po okusu

½ skodelice stročjega fižola

½ skodelice voščenega fižola

½ skodelice fižola v zrnju

2 Rdeči čebuli, drobno sesekljani

Sol in poper po okusu

Listi peteršilja

Metoda

Jabolčni kis z rastlinskim oljem, sladkorjem in soljo damo v ponev in zavremo, nato dodamo fižol z narezano rdečo čebulo in nato mariniramo vsaj eno uro. Po eni uri po okusu začinimo, po potrebi dosolimo in popopramo ter postrežemo s svežim peteršiljem.

Uživajte!!

Miso tofu solata

Sestavine

1 čajna žlička Ingver, drobno sesekljan

3-4 žlice. miso

voda

1 žlica riževega vinskega kisa

1 čajna žlička Sojina omaka

1 čajna žlička Čilijeva pasta

1/2 skodelice arašidovega olja

Mlada špinača, narezana

½ skodelice tofuja, narezanega na koščke

Metoda

Nasekljan ingver je treba pretlačiti z misom, vodo, riževim vinskim kisom, sojino omako in čilijevo pasto. Nato je treba to mešanico zmešati s pol skodelice arašidovega olja. Ko sta dobro premešana, ji dodamo na kocke narezan tofu in nasekljano špinačo. Ohladite in postrezite.

Uživajte!!

Solata iz japonske redkvice

Sestavine

1 lubenica, narezana na rezine

1 redkvica, narezana

1 kapesanta

1 šopek otroškega zelenja

Mirin

1 čajna žlička Rižev vinski kis

1 čajna žlička Sojina omaka

1 čajna žlička Ingver, nariban

Sol

sezamovo olje

Rastlinsko olje

Metoda

V posodo dajte lubenico, redkvico s kapesanto in zeleno ter jo odložite. Zdaj vzemite drugo skledo, dodajte mirin, kis, sol, nariban ingver, sojino omako s sezamovim oljem in rastlinsko olje ter vse dobro premešajte. Ko se sestavine v skledi dobro premešajo, to mešanico razporedimo po skledi z lubenicami in redkvicami. Tako je zanimiva, a zelo okusna solata pripravljena za postrežbo.

Uživajte!!

Jugozahodni Cobb

Sestavine

1 skodelica majoneze

1 skodelica pinjenca

1 čajna žlička Vroča Worcestershire omaka

1 čajna žlička Cilantro

3 kapestose

1 žlica Pomarančna lupina

1 česen, mlet

1 glava Romaine

1 avokado, narezan na kocke

Jicama

½ skodelice ostrega sira, nastrganega ali zdrobljenega

2 pomaranči, narezani na koščke

Sol, po okusu

Metoda

Majonezo in pinjenec je treba pretlačiti z vročo Worcestershire omako, kapesanto, pomarančno lupinico, cilantrom, mletim česnom in soljo. Zdaj vzemite drugo skledo in premešajte romaine, avokado in jicama s pomarančami in nastrganim sirom. Sedaj pire iz pinjenca prelijemo po skledi s pomarančami in jo pred serviranjem odstavimo, da dobi solata pravi okus.

Uživajte!!

Testenine Caprese

Sestavine

1 paket Fusilli

1 skodelica mocarele, narezane na kocke

2 paradižnika, očiščena in narezana

Sveži listi bazilike

¼ skodelice pinjol, opečenih

1 česen, mlet

Sol in poper po okusu

Metoda

Fužele skuhamo po navodilih in jih nato odstavimo, da se ohladijo. Ohlajenemu primešamo mocarelo, paradižnik, popečene pinjole, sesekljan česen in liste bazilike ter začinimo po okusu, po želji pa solimo in popramo. Celotno mešanico solate pustite na strani, da se ohladi, in jo nato postrezite k sendvičem, hamburgerjem ali kateremu koli obroku.

Uživajte!!

Solata iz dimljene postrvi

Sestavine

2 žlici. Jabolčni kis

Olivno olje

2 mleti šalotki

1 čajna žlička hren

1 čajna žlička Dijonska gorčica

1 čajna žlička srček

Sol in poper po okusu

1 pločevinka Dimljena postrv v kosmičih

2 jabolki, narezani na rezine

2 pesa, narezana

Rukola

Metoda

Vzemite veliko skledo in vanjo stresite prekajeno postrv v kosmičih z julieniranimi jabolki, peso in rukolo, nato pa skledo odstavite. Sedaj vzemite drugo skledo in zmešajte jabolčni kis, olivno olje, hren, mleto šalotko, med in dijonsko gorčico ter mešanico začinite po okusu in po potrebi dodajte sol in poper po svojem okusu. Sedaj vzemite to mešanico in prelijte čez skledo z julieniranimi jabolki ter dobro premešajte in nato postrezite solato.

Uživajte!!

Jajčna solata s fižolom

Sestavine

1 skodelica stročjega fižola, blanširana

2 redkvici, narezani

2 jajci

Olivno olje

Sol in poper po okusu

Metoda

Jajca najprej skuhamo blitvo, nato pa jo zmešamo z blanširanim stročjim fižolom, narezanimi redkvicami. Dobro jih premešamo, nato pa jih pokapljamo z oljčnim oljem in dodamo sol in poper po okusu. Ko so vse sestavine dobro premešane, odstavite in pustite, da se ohladijo. Ko je zmes ohlajena, je solata pripravljena za postrežbo.

Uživajte!!

Ambrozija solata

Sestavine

1 skodelica kokosovega mleka

2-3 rezine pomarančne lupinice

Nekaj kapljic vanilijeve esence

1 skodelica grozdja, narezanega

2 mandarine, narezane na rezine

2 jabolka, narezana na rezine

1 kokos, nariban in popečen

10-12 zdrobljenih orehov

Metoda

Vzemite srednje veliko skledo in zmešajte kokosovo mleko, pomarančno lupinico z vanilijevo esenco. Ko dobro premešamo, dodamo narezano mandarino z narezanimi jabolki in grozdjem. Ko vse sestavine dobro premešate, jo za uro ali dve ohladite v hladilniku, preden okusno solato postrežete. Ko je solata ohlajena, jo postrežemo k sendviču ali burgerjem.

Uživajte!!

Solata z rezinami

Sestavine

Skodelica majoneze

Skodelica modrega sira

1/2 skodelice pinjenca

Šalotka

Limonina lupina

Worcestershire omaka

Sveži listi peteršilja

Klini ledene gore

1 jajce, trdo kuhano

1 skodelica slanine, zdrobljena

Sol in poper po okusu

Metoda

Majonezo z modrim sirom, pinjenec, šalotko, omako, limonino lupinico in peteršiljem pretlačimo. Ko naredite pire, ga začinite po okusu in po potrebi dodajte sol in poper po okusu. Zdaj vzemite drugo skledo in vrzite rezine ledene gore v skledo z jajčno mimozo, da jajčna mimoza obarva trdo kuhana jajca skozi cedilo. Majonezin pire prelijemo čez skledo z rezinami in mimozo ter dobro premešamo. Solato postrežemo tako, da po njej razporedimo svežo slanino.

Uživajte!!

Španska solata pimiento

Sestavine

3 kapestose

4-5 oljk

2 Pimientos

2 žlici. Šerijev kis

1 glava paprike, dimljena

1 glava Romaine

1 pest mandljev

strok česna

Rezine kruha

Metoda

Čebulo spečemo na žaru in jo nato nasekljamo na koščke. Zdaj vzemite drugo skledo in vanjo stresite pimientos in olive z mandlji, dimljeno papriko, kisom, romainom in na žaru pečeno in sesekljano kapesato. Sestavine v skledi dobro premešajte in pustite na stran. Zdaj je treba rezine kruha speči na žaru in ko so pečene, rezine natreti s stroki česna in nato z mešanico pimientos preliti pečene kruhke.

Uživajte!!

Solata mimoza

Sestavine

2 jajca, trdo kuhana

½ skodelice masla

1 glava zelene solate

Kis

Olivno olje

Zelišča, sesekljana

Metoda

Vzemite srednje veliko skledo in zmešajte solato, maslo s kisom, olivnim oljem in sesekljanimi zelišči. Ko sestavine v skledi pravilno premešate, skledo za nekaj časa postavite na stran. V tem času je treba pripraviti mimozo. Za pripravo mimoze trdo kuhana jajca najprej olupimo, nato pa jih s pomočjo cedila precedimo in tako je jajčna mimoza pripravljena. Zdaj je treba to jajčno mimozo z žlico preliti po skledi solate, preden postrežemo slastno mimozino solato.

Uživajte!!

Klasični Waldorf

Sestavine

1/2 skodelice majoneze

2-3 žlice. Kisla smetana

2 drobnjaka

2-3 žlice. Peteršilj

1 limonina lupina in sok

sladkor

2 jabolka, sesekljana

1 steblo zelene, sesekljano

orehi

Metoda

Vzamemo skledo in nato majonezo, kislo smetano stepemo z drobnjakom, limonino lupinico in sokom, peteršiljem, poprom in sladkorjem. Ko so sestavine v skledi pravilno premešane, jo odstavite. Zdaj vzemite drugo skledo in vanjo stresite jabolka, sesekljano zeleno in orehe. Zdaj vzemite mešanico majoneze in jo premešajte z jabolki in zeleno. Vse sestavine dobro premešamo, skledo nekaj časa počivamo in nato solato postrežemo.

Uživajte!!

Solata iz črnega graha

Sestavine

Sok limete

1 česen, mlet

1 čajna žlička Kumina, mleta

Sol

Cilantro

Olivno olje

1 skodelica črnookega graha

1 Jalapeno, mlet ali zdrobljen

2 paradižnika, narezana na kocke

2 Rdeči čebuli, drobno sesekljani

2 avokada

Metoda

Limetin sok stepemo s česnom, kumino, koriandrom, soljo in oljčnim oljem. Ko so vse te sestavine pravilno zmešane, to mešanico premešajte z zdrobljenimi jalapeni, črnim grahom, avokadom in drobno sesekljano rdečo čebulo. Ko so vse sestavine dobro premešane, solato pustimo stati nekaj minut in nato postrežemo.

Uživajte!!

www.ingramcontent.com/pod-product-compliance
Lightning Source LLC
Chambersburg PA
CBHW070421120526
44590CB00014B/1483